BAINS VALLET,

A BOURG,

FAUBOURG SAINT-NICOLAS.

MAISON VALLET.

AIN.

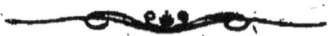

BOURG,

IMPRIMERIE DE MILLIET-BOTTIER.

1861.

BAINS VALLET,

A BOURG,

FAUBOURG SAINT-NICOLAS.

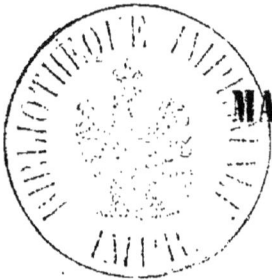

MAISON VALLET.

AIN.

———◇———

BOURG,

IMPRIMERIE DE MILLIET-BOTTIER.

1861.

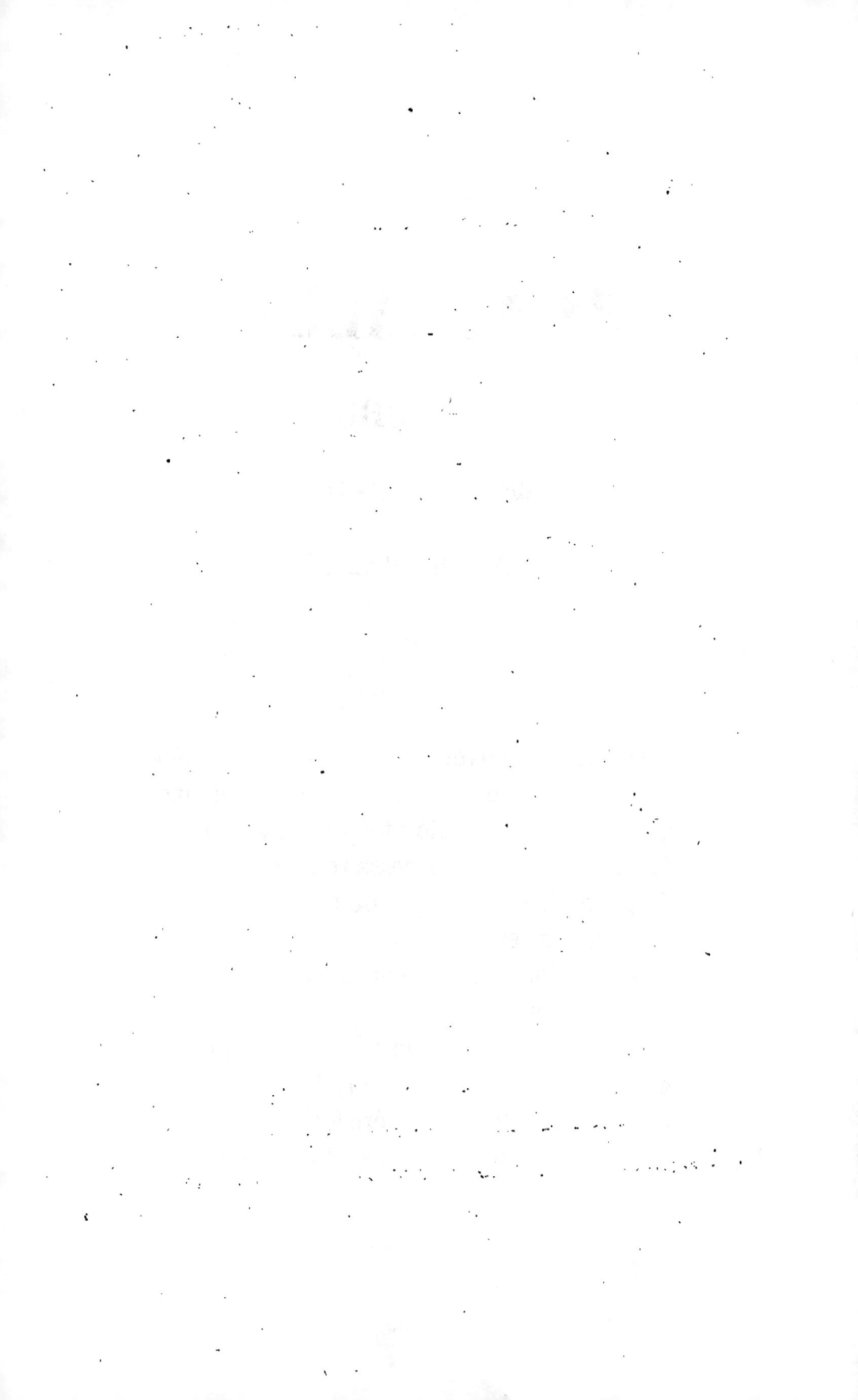

BAINS VALLET,

A BOURG,

Faubourg Saint-Nicolas,

MAISON VALLET.

— ❧ —

Qu'une découverte utile, mais nouvelle, semble démentir certains préjugés, ou menacer quelques intérêts, elle a toujours à vaincre une foule d'obstacles sans cesse renaissants, avant de parvenir au rang qu'elle doit occuper dans le monde scientifique. Que de clameurs et de contradictions s'élevèrent, dans la médecine, contre le mercure et le quinquina ! Aujourd'hui, ces médicaments sont les plus précieux de l'art de guérir. Lorsqu'en 1824, les bains russes s'ouvrirent pour la première fois en Allemagne, les gens à préjugés n'attendirent pas de les connaître pour les décrier. « Plusieurs voix, dit le docteur Schmidt, de Berlin, s'élevèrent contre ces établissements, et les qualifièrent de barbares et d'incompatibles avec l'organisation physique. Mais tandis qu'on cherchait à prouver que les bains russes étaient nuisibles, ces mêmes bains guérissaient chaque jour des affections qui avaient opiniâtrement résisté à tous les autres remèdes, rendaient la santé à des gens languissants, et préservaient de beaucoup de maladies. Toutes les déclamations de l'ignorance ne tardèrent pas à s'évanouir. Tant de succès ouvrirent les yeux des plus obstinés; la peur du sauvage et du barbare disparut, et ces établissements reçoivent aujourd'hui plus de malades et de baigneurs qu'on en espérait. » *(Diss. sur les bains russes;* Berlin, 1824.)

Ce qui est arrivé en Allemagne était inévitable en France. En y important les bains russes, on devait s'attendre à rencontrer de l'opposition; mais déjà la vérité triomphe, et les nombreux malades qui doivent leur guérison à ce remède, se lèvent comme autant de témoins irrécusables, pour imposer silence aux clameurs impuissantes de la prévention et de l'ignorance.

Le temps fera le reste, car elle n'est pas éloignée de nous l'époque où l'on verra ces établissements salutaires se multiplier dans toute la France, où bientôt l'on y reconnaîtra une des plus parfaites médications.

Le plus dangereux écueil des bains russes et orientaux, c'est de les voir tomber dans le domaine du charlatanisme, qui, exagérant leur vertu, pourrait en faire une panacée universelle, ou compromettre par ignorance leur efficacité en dirigeant mal leur administration.

Nous sommes loin de croire que nous avons triomphé de toutes les préventions et de toutes les incrédulités. Les gens sages et consciencieux suspendront leur jugement jusqu'à ce qu'ils soient convaincus par des faits et leur propre expérience. Soyons incrédules avant d'être apôtres ; le doute conduit à la vérité, mais aussi gardons-nous de la sotte manie de vouloir juger de tout sans examen, et de stigmatiser une médication sans nous donner la peine de l'étudier, et cela, souvent parce qu'elle n'est pas en harmonie avec certaines idées systématiques.

« Que celui qui voudra nier, dit le docteur Rostan, descende dans sa conscience et se demande s'il a répété les expériences, s'il les a faites assez nombreuses et avec assez de soin. S'il se trouve dans ces conditions, il est en droit de juger; jusque-là, qu'il s'en abstienne; il n'est pas compétent. » (*Dict. de méd.*, t. XIII, p. 423.)

Il ne s'agit point ici d'une médication inconnue ou secrète, tout le monde est à même d'apprécier les phénomènes physiologiques et les effets médicaux des bains russes et orientaux.

La critique doit s'arrêter en présence de faits accomplis et journaliers; du reste les noms illustres dans l'antiquité et les médecins modernes combattront pour nous au premier rang. (Docteur Lambert; Paris, 1842.)

Les pratiques à observer dans les bains russes et orientaux doivent varier suivant la maladie, la saison, l'âge et le tempérament du malade; elles comprennent : 1º les lotions d'eau fraîche; 2º les lotions savonneuses; 3º les frictions ; 4º la flagellation ; 5º le massage; 6º la percussion musculaire; 7º les douches de vapeur; 8º les fumigations intérieures; 9º les arrosements d'eau tiède, mitigée ou froide.

BAINS RUSSES PENDANT LES SAISONS.

L'efficacité des bains russes en été et au printemps étant une chose incontestable, nous nous étendrons seulement sur leur nécessité en automne et en hiver, et nous tâcherons de prouver combien sont fausses les idées qui les proscrivent comme dangereux pendant ces saisons.

L'hiver est le règne des frimas, la nuit de l'année. Le froid est le plus cruel ennemi des nerfs, dont il abolit la sensibilité. Son action irritante ébranle tout le système nerveux, et produit une douleur locale qui souvent se transporte sur les organes les plus faibles, ou sur ceux qui ont déjà été le siége d'une maladie. Aussi n'est-il pas rare de voir certaines affections chroniques, nerveuses, articulaires ou rhumatismales, qui avaient été guéries par la chaleur du printemps ou de l'été, se réveiller tout à coup avec des symptômes non moins alarmants. Quel triste tableau ne pourrait-on pas tracer, s'il fallait donner la liste de toutes les affections et de tous les désordres dont le froid est la cause première !

Demander si les bains russes sont utiles en hiver, c'est demander s'il est nécessaire pour la santé de soustraire le corps à l'action malfaisante de la plus redoutable température ; s'il est utile de rétablir l'harmonie dans les fonctions, lorsqu'elle est troublée par une cause en quelque sorte permanente.

Cette opinion de l'utilité des bains russes en hiver est corroborée par celle de plusieurs auteurs recommandables qui ont écrit que les bains d'étuve convenaient surtout dans les climats glacés comme ceux de la Russie, parce que les tissus resserrés par le froid empêchaient la peau de remplir librement ses fonctions.

On doit, en général, préférer le bain russe au bain oriental, et comme il s'agit d'appeler une plus grande activité à la périphérie du corps, il faut porter la température du bain de 42 à 45 degrés. Trompées par ce préjugé, qui compare l'action des étuves à celle des autres bains, beaucoup de personnes hésitent à en faire usage quand le froid est un peu rigoureux. On comprendra facilement que l'on n'a rien à craindre en s'exposant à l'air extérieur au sortir de l'étuve russe, si l'on fait cette réflexion, que ce ne sont pas seulement des bains de transpiration, mais que les arrosements froids qui les terminent donnent à la peau un tel degré de tonicité, à la circulation des vaisseaux capillaires une si grande activité, que l'on est plusieurs heures, après le bain, sans ressentir l'influence de la température, même la plus froide. Ainsi le froid, quelque rigoureux qu'il soit, loin de contre-indiquer l'usage de ces bains, en fait un principe d'hygiène des plus sanitaires. D'ailleurs, n'est-ce pas en hiver que les Russes fréquentent le plus assidûment leurs bains, et sont-ils moins que nous exposés à une température glaciale?

Mais, pourra-t-on nous dire encore, comment les bains russes peuvent-ils convenir dans toutes les saisons, dont cependant les températures diverses exercent sur l'économie des effets souvent opposés? Cette objection n'a plus de force quand on se pénètre bien de cette idée, que ces bains peuvent déterminer dans l'organisation des phénomènes bien différents, et que, suivant les indications de la nature, leur administration exige certaines modifications. N'est-ce pas en modifiant l'administration des bains d'étuve suivant les besoins du climat, que les Orientaux, sous leur ciel brûlant, et .

les Russes au milieu des frimas du Nord, en
recueillent chaque jour de si heureux effets que
personne ne leur conteste? Que l'on considère,
d'une part, les maladies que chaque saison
traîne après elle ; et d'autre part, la propriété
essentielle de ces bains, lorsqu'il s'agit d'établir
dans les systèmes ce juste équilibre de force
qui est la base de la santé : et l'on concluera
avec nous que l'on peut en faire usage dans
toutes les saisons avec le même espoir de
succès, « et que préparer les malades, ou
attendre une saison favorable, n'est, dit le
docteur Rapou, qu'un spécieux prétexte pour
les éloigner, ou même les détourner de ce
moyen efficace, qui n'est le plus ordinairement
prescrit que lorsque tous les autres moyens
thérapeutiques ont été vraiment employés. »
(Méthode fumigatoire, t. I, p. 105.)

Les eaux minérales se distinguent habituel-
lement en sulfureuses, ferrugineuses, salines
et acidules. Différentes dans leurs principes
constituants, on les prescrit pour combattre
des affections chroniques, lorsque l'on veut
obtenir une médication excitante, ou lorsque
afin de réveiller l'énergie des tissus et d'im-

primer aux organes débilités ou affaiblis, usés,
pour ainsi dire, par de longues maladies, un
mouvement vital qui modifie leur manière
d'être. L'on sait avec quelle facilité ces résultats
peuvent être obtenus par les bains russes.
Combien de cas pourrions-nous constater, dans
lesquels cas les eaux d'Aix, de Barèges, de
Cauterets, etc., etc., ont échoué dans des maladies de la peau, des affections catarrhales,
goutteuses et rhumatismales, qui ont cédé avec
assez de facilité à la vertu médicatrice des bains
russes. Nombre de paralysies, d'affections
nerveuses, la débilité, la raideur, l'atrophie
du système musculaire, le défaut de mens-
truation, ont trouvé dans l'emploi de ce moyen
une guérison prompte et radicale, vainement
cherchée dans les eaux de Bonnes, de Plombières, de Néris et dans les boues de Saint-
Amand.

Nous pourrions citer ici plusieurs cas de
névralgies, de crampes, de débilité des organes
digestifs, contre lesquels les eaux de Spa, de
Vichy, de Bourbonne, etc., ont été impuissantes, et qui n'ont pas résisté à un certain
nombre de bains russes. L'habitude où l'on est
d'entendre proclamer les merveilles des eaux

minérales et de les considérer comme le *nec
plus ultrà* de la médecine, fera peut-être re-
garder notre opinion comme hasardée. Mais
les cures faites et les guérisons journalières
opérées par les bains russes convaincront toujours les incrédules.

  « On ne saurait nier, dit le docteur Barrié,
« que les eaux minérales et artificielles n'agis-
« sent que lentement sur l'organisme. On peut
« assurer avec certitude que tous ces bains,
« quel que soit leur effet, ne pourront jamais
« agir sur un corps malade avec autant d'é-
« nergie et de promptitude, ni d'une manière
« aussi vivifiante et fortifiante que les bains
« de vaɩeur russes. Tous les ans des centaines
« de malades quittent les eaux sans avoir
« obtenu leur guérison qu'ils viennent cher-
« cher dans les étuves. » *(Des bains russes;*
Hombourg.)

C'est au témoignage des malades qui ont
fréquenté les eaux minérales et les bains russes
que nous en appelons, pour prononcer sur la
puissance de ces deux moyens curatifs. Qu'ils
nous disent de bonne foi si, pour la plupart,
ils n'ont pas rapporté leur souffrance des eaux,

ou s'ils leur doivent autre chose que du soulagement.

Il faut convenir que le voyage, la distraction, les changements d'air, d'habitudes, contribuent souvent à améliorer la santé du malade qui se rend aux eaux ; il faut avouer encore qu'il est des cas de maladie où elles conviennent mieux que les bains russes ; mais ce ne sera jamais quand il s'agira de combattre les affections nerveuses, rhumatismales et goutteuses, et souvent même des maladies de la peau.

Aussi nous ne craignons pas d'avancer qu'un nombre de maladies chroniques étant donné, les bains d'étuve en guériront au moins autant que les eaux minérales, et toujours dans un espace de temps plus court. *(Discours à l'Académie de Médecine.)*

La raison de cette différence d'action et de résultat est que les bains d'étuve sont propres aux maladies dans toutes les saisons, et qu'on peut varier leur médication suivant l'affection, l'âge et le tempérament ; tandis que les eaux minérales ne peuvent être employées qu'à certaines époques de l'année, et sont composées de principes invariables, déterminant à peu de chose près les mêmes effets.

« Quel avantage, dit le docteur Rapou,
« peut-on raisonnablement espérer d'un re-
« mède qu'on doit employer, dans toutes les
« circonstances et chez tous les sujets, aux
« mêmes doses et d'après la même formule?
« Les eaux minérales partagent cet inconvé-
« nient avec d'autres moyens empiriques,
« qu'on ne prescrit que parce que le peuple,
« qui ne peut en saisir les indications, en fait
« usage dans tous les cas, sans discernement
« et sans précaution. Il n'en est pas de même
« des vapeurs; on peut y recourir dans tous
« les temps de l'année, en modifier de mille
« manières l'administration, et déterminer
« par leur usage un grand nombre d'effets
« divers. Les eaux agissent donc avec moins
« de certitude et beaucoup plus lentement que
« les vapeurs. Aussi, dans deux cas absolu-
« ment semblables, où l'un et l'autre de ces
« moyens pourront être employés, la maladie
« traitee par les vapeurs sera plus tôt guérie. »
(Méthode fumigatoire, t. I, p. 122.)

DES BAINS RUSSES COMME MOYEN CURATIF.

Nous n'avons pas la folle prétention de voir dans les bains russes et orientaux un remède universel; il n'y en a pas, il ne saurait même y en avoir; nous dirons plus, il est des maladies dans le traitement desquelles ils doivent être proscrits. Ce qu'il y a de certain, c'est qu'en modifiant leur administration suivant les indications à suivre, ils combattent, avec le plus grand succès, la plupart des maladies. Si ces bains n'étaient pas dans plusieurs circonstances de simples modifications, guériraient-ils des maladies de nature souvent différente, par exemple, une paralysie et une névralgie? l'une est la perte, l'autre est la surexcitation du sentiment.

Comment expliquer, pendant le traitement d'une affection chronique, ces périodes de crises qui semblent indiquer la lutte de la maladie contre les efforts de la nature? Il n'y a rien de plus étonnant que de voir l'excès du chaud ou du froid causer la même affection. Si la nature n'a pas toujours voulu nous initier aux secrets de ses erreurs, que nous importe

si nous pouvons les corriger? « Car, dit le
« docteur Rapou, si l'importance d'un moyen
« curatif est en raison du nombre des modifica-
« tions dont il est susceptible, de la multitude
« des effets physiologiques qu'il détermine,
« de l'étendue des parties sur lesquelles il
« agit, de la promptitude et de l'inocuité de
« son action, de la diversité des maladies
« auxquelles il convient, des avantages qu'on
« en retire, et enfin de la généralité de son
« emploi, aucun, sans doute, ne peut disputer
« aux bains de vapeur le premier rang parmi
« les puissantes ressources de l'art » *(Méthode
fumigatoire,* t. I, p. 184.)

Les effets curatifs des bains d'étuve ne se
bornent pas seulement aux maladies externes;
celles qui affectent les organes profonds peuvent, dans certains cas, y trouver une médication très-efficace. Lorsque, par exemple, les
fonctions de la peau ont été troublées par les
variations atmosphériques, le sang abandonne
la périphérie du corps pour se porter sur les
organes respiratoires en grande abondance, et
y détermine soit un engorgement du tissu
pulmonaire, soit un catarrhe des bronches.
La vapeur émolliente de l'eau qu'il respire,

pénétrant dans toutes les bronches et les cellules aréolaires du poumon, calme l'irritation interne, tandis que le calorique, les frictions, la fustigation, appelant à la peau une très-grande quantité de sang, dissipent l'inflammation interne par le rétablissement de la circulation et de la transpiration dans tout l'organe cutané. Est-il une médecine plus rationnelle et plus physiologique?

Quelles sont les maladies combattues avec le plus de succès par les bains russes? Ce sont toutes les affections rhumatismales, goutteuses et nerveuses; les maladies de la peau, certaines affections de poitrine, certaines paralysies et gastrites chroniques; les tumeurs, les engorgements, les hydropisies, l'atrophie, la faiblesse, la raideur des membres; les maladies vénériennes récentes ou invétérées, et avec lesquelles disparaîtront les accidents occasionnés par l'abus du mercure. Ces bains sont très-efficaces pour rétablir les règles supprimées ou incomplètes, remédier aux excès de tous les genres, les exercices forcés, les fatigues de voyage, les veilles ou la vie sédentaire du cabinet. En un mot, chaque fois qu'il s'agira de rétablir l'équilibre entre les systèmes,

d'entretenir la transpiration, de régulariser
la circulation, d'activer les sécrétions ou de
purifier la masse du sang, ces bains seront
toujours le plus sûr moyen d'y parvenir.

L'efficacité des bains russes dépend en grande
partie de leur sage administration. Les mo
difications arrivent avec le changement, le
déplacement de la douleur; toute augmen-
tation, tout déplacement de douleur est
un indice certain de guérison. Les maladies
contre lesquelles nous conseillons les bains
russes et orientaux sont assez nombreuses
pour que certaines personnes y voient une
panacée universelle. Malheureusement cette
nomenclature, en apparence très-étendue,
ne présente qu'une petite partie du tableau des
misères humaines. D'ailleurs les guérisons
journalières et multipliées des maladies obtenues par les bains russes, ne laissent aucune
prise à la critique.

Nous nous bornerons à citer seulement
quelques-unes des guérisons prises au hasard
parmi les malades qui ont bien voulu nous
accorder leur confiance.

M. Charles Lamb..., de Bourg, depuis cinq
ans ressentait de sourdes douleurs, et quelque-
fois aiguës, tout le long de la colonne vertébrale.
Après un traitement régulier, une saison à Aix,
les douleurs rhumatismales augmentèrent, se
portèrent dans les jambes en y amenant une
enflure énorme. Ne pouvant plus marcher, même
avec des béquilles, et à bout de patience, il se
fit transporter aux bains russes le 10 janvier
1859. Les premiers bains augmentèrent les douleurs, mais elles se déplacèrent, sautèrent des
jambes aux bras, qui, comme les jambes,
furent privés de tout mouvement; le cinquième
bain, il y eut un mieux sensible, la nuit bonne;
le douzième bain, l'enflure avait disparu, les mouvements étaient libres; il quitta quelques jours
après les béquilles, et après vingt-huit bains la
guérison fut complète. Voilà deux ans, et jamais
une douleur n'a reparu.

M. Claude J...., de Meximieux, en travaillant
dans la prairie de Châtenay, fut pris d'une
sciatique tellement violente, que la marche était
impossible, et chaque mouvement lui arrachait
des cris de douleurs. Les nuits sans sommeil sem-
blaient encore augmenter son martyre. Malgré

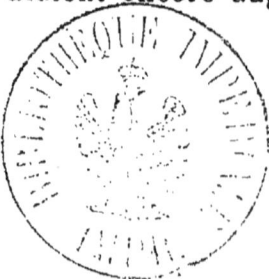

le traitement médical le mieux administré, les
douleurs augmentèrent et le malade fut obligé
de garder le lit. M. Morel, de Chalamont, qui
devait aux bains russes une très-belle guérison,
lui conseilla ce remède en lui contant la position
à peu près analogue dans laquelle il s'était
trouvé et les résultats qu'il avait obtenus. A bout
de patience, M. J.... se fit transporter à Bourg
dans l'établissement le 4 mars 1858, et après les
changements et les augmentations de douleurs,
au bout de dix-sept jours M. Claude J.... s'en
retournait parfaitement guéri. Depuis trois ans,
toutes les années au printemps, il prend deux
ou trois bains russes, et il n'a jamais ressenti
aucune douleur depuis.

M. Henri Guér..., de Lyon, rue Désirée, âgé
de 50 ans, d'une constitution robuste et sanguine,
souffrait depuis sept ans de douleurs de goutte
qui le forcèrent à garder la chambre. Les douleurs avaient commencé par le pied droit, puis
avaient envahi les deux jambes qui étaient très-
enflées. Le point le plus douloureux était la
cheville gauche. Après le régime le plus sévère,
les remèdes les plus énergiques préconisés contre
la goutte, les douleurs continuant, M. Guér... se

fit transporter à Bourg dans l'établissement
pour y suivre un traitement qui lui avait été
conseillé par un des premiers médecins de Lyon;
il arriva donc avec des callosités formées déjà
sous les doigts de pieds. M. Guér... prit ses bains
avec une ponctualité admirable et à une haute
température; dès le douzième bain, il y eut une
crise avec déplacement de douleurs. Après
trente-sept bains pris en trente-sept jours, M.
Guér... partit dans un état parfait de santé.
L'année suivante, il continua le même régime,
et chaque année, sans avoir ressenti depuis
aucun symptôme ni aucune douleur de goutte.

Mlle Alexandrine Ra..., enfant de sept ans,
avait fait une mauvaise chûte. Quelque temps
après survinrent des douleurs sourdes dans la
hanche, qui augmentaient tous les jours avec
des caractères très-alarmants. Après les traitements les plus sages administrés pendant huit
mois, l'enfant fut envoyée par un docteur aux
bains Russes. Les premières douches augmentèrent les douleurs. Le docteur fit continuer
quand même et presque contre le gré des parents.
Seulement, pendant le bain on imprimait à la
cuisse des mouvements méthodiques et conti-

nuels. Bientôt les douleurs cessèrent, les nuits devinrent bonnes, les mouvements devinrent faciles et sans douleurs, et la guérison marcha d'un pas très-rapide. Après une série de (47) quarante-sept bains, cette petite enfant fut guérie sans retour d'une coxalgie, maladie dont l'issue est toujours fatale.

Le cadre de cet aperçu ne nous permet pas de relater les nombreuses guérisons obtenues soit pour les rhumatismes, les névralgies, les accès de gouttes, et comme dépuratifs après des traitements mercuriels. Les résultats obtenus sont tellement incontestables que nous ne nous y arrêterons pas.

Toutes les personnes qui voudront bien nous honorer de leur confiance trouveront à la maison tous les soins desirables, joints à un service régulier. Outre tous les bains de vapeur possibles, l'on trouve dans l'établissement tous les bains médecinaux désirables :

Les bains de Barèges, de Plombières, de Vichy, gélatineux, de plantes émollientes ou aromatiques, ioduré, de mer, de son, d'amidon, sulfureux, etc.

Le traitement hydrothérapique complet, douche, pluie, grêle, maillot, jet contenu.

Et enfin l'application médicale de l'électricité, d'un appareil de MM. Legendre et Morin, de Paris.

Des appartements confortables sont préparés pour les personnes qui voudraient demeurer dans l'intérieur de l'établissement pour suivre leur traitement; les visites de docteur sont journalières.

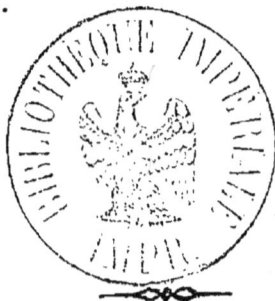

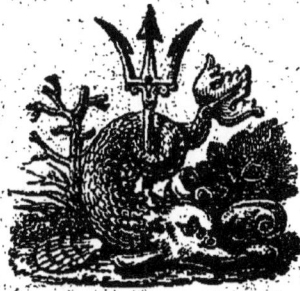

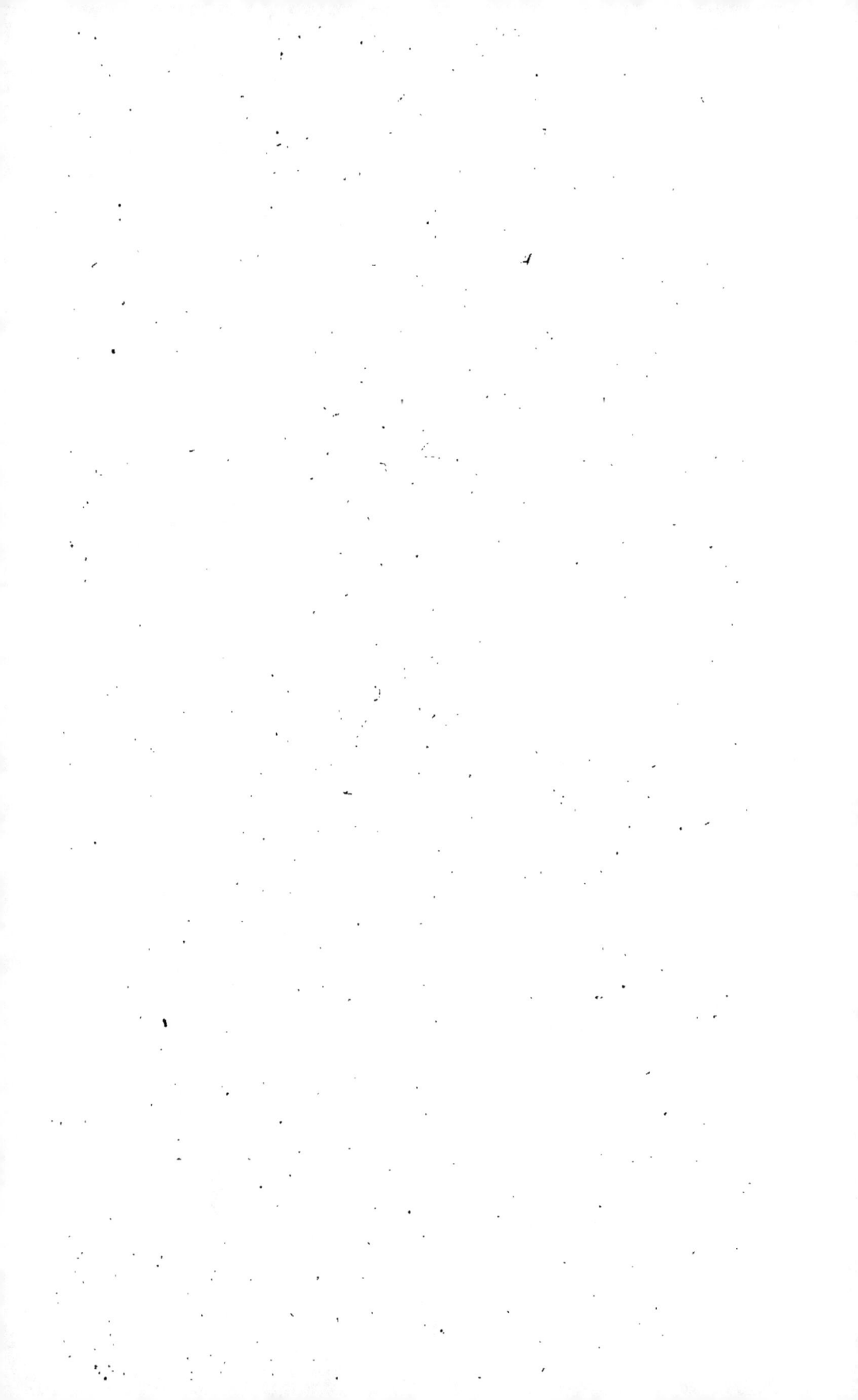

www.ingramcontent.com/pod-product-compliance
Lightning Source LLC
Chambersburg PA
CBHW070724210326
41520CB00016B/4445